Te 77
158
B.

LA
PHTHISIE PULMONAIRE

GUÉRIE

PAR LE TRAITEMENT

Du Docteur Achille HOFFMANN

DE LA FACULTÉ DE MÉDECINE DE PARIS

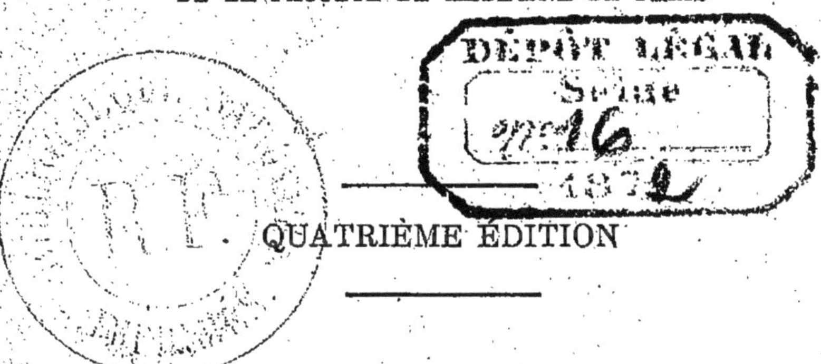

QUATRIÈME ÉDITION

A PARIS

Chez **AMYOT**, Libraire, Rue de la Paix, 8.

1872

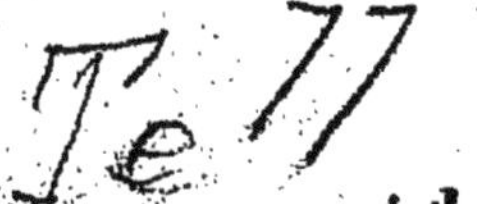

PRÉFACE

Depuis 37 ans que j'exerce la médecine, l'opinion de nos savants professeurs sur l'incurabilité de plusieurs maladies ne m'a jamais découragé. Dès mes débuts dans la pratique, elle m'a fait prendre la résolution d'employer mes veilles pour parvenir à la guérison de certaines affections qu'on regardait comme au-dessus des ressources de l'art.

Parmi ces maladies rebelles à la médecine, j'ai porté une attention toute particulière sur la *phthisie pulmonaire*, qui n'a jamais été si commune que de nos jours, et tend sans cesse à se répandre davantage. J'indiquerai d'où vient cette effrayante progression du mal, et j'espère rassurer complétement les malades, en leur affirmant que mes études nouvelles m'ont fourni des moyens certains de les guérir.

Je me suis attaché à reconnaître les véritables causes de la *phthisie;* elles sont nombreuses et produisent de grandes variétés qui toutes exigent des moyens curatifs différents, ce qui fait que jamais un médicament *tout seul* ne sera capable de guérir la *phthisie* sous toutes ses formes; aussi, les remèdes que j'emploie sont-ils très-nombreux et choisis avec le plus grand soin, suivant les indications de mon expérience.

Si les gens de l'art voulaient mettre à profit tous les médicaments dont leurs devanciers avaient reconnu et signalé la puissante efficacité, il n'y aurait presque aucun cas de maladie incurable. Malheureusement il n'en est pas ainsi, ils dédaignent tout ce qui n'est pas de leur temps, ou même ce qu'ils n'ont pas inventé. Il suit de là que la pratique médicale ne fait que peu de progrès, parce que les moyens curatifs sont très-souvent insuffisants.

Depuis 38 ans, l'*homœopathie*, introduite en France, nous offre des spécifiques d'une étonnante efficacité, et cependant, le plus grand nombre des médecins la repoussent, tandis que ceux qui l'ont adoptée, rejettent à leur tour tout ce qui n'est point *homœopathie*. Je pense qu'un médecin judicieux et prudent ne peut être systématique; aussi, j'appelle à mon aide tout ce que la science ancienne et moderne ont fourni de moyens curatifs. Muni de ces immenses ressources et de *quelques découvertes importantes* qui me sont propres, j'attaque avec confiance et souvent avec succès, des cas de *phthisie* tellement avancés, qu'ils semblent ne laisser aucune chance de guérison.

Afin de fixer l'attention des familles et des malades sur le sujet qui nous occupe, j'ai pensé qu'une petite brochure, aussi claire que concise, pourrait rendre de véritables services, et suppléerait avantageusement aux renseignements nombreux que je suis obligé de donner chaque jour aux personnes qui réclament mes soins contre la phthisie.

Pendant que la première édition de cette brochure s'écoulait, j'ai entendu dire à quelques personnes qui l'avaient lue, que malgré leur confiance en mon traitement, elles n'osaient procurer cette lecture à leurs malades, dans la crainte de leur ouvrir les yeux sur leur position ; elles croyaient utile de les laisser dans la sécurité fatale que donne l'ignorance de l'état réel. Cette précaution pouvait être sage quand on ne connaissait aucun remède contre la *phthisie*, mais aujourd'hui, je suis loin de partager cette opinion. Avant tout, ce qui importe le plus, pour relever le moral d'un malade de ce genre, c'est de porter dans son esprit la conviction qu'il guérira, car, même quand il ne dit rien dans la crainte d'attrister sa famille, presque toujours il a la conscience de son mal et s'inquiète beaucoup sur son avenir. Si, ce qui est fort rare, il s'aveugle réellement sur sa position, de plus, s'il a confiance en des moyens qui ne peuvent rien pour le sauver, il mourra inévitablement à cause de cette fausse sécurité, tandis que ma brochure l'éclairerait à propos et lui donnerait l'espoir bien fondé de guérir.

DE LA PHTHISIE

DE SES CAUSES

ET

DE SON TRAITEMENT

On désigne sous le nom de *phthisie pulmonaire* toute lésion du poumon qui tend à produire une désorganisation progressive de ce viscère, à la suite de laquelle survient son ulcération.

Aucun âge n'est à l'abri de ses atteintes, mais elle sévit de préférence sur les sujets de 18 à 30 ans. Les symptômes de la phthisie sont loin d'être toujours les mêmes ; souvent on la dissimule à l'attention des malades sous le nom de catarrhe pulmonaire, de bronchite chronique, de laryngite chronique, etc. Le patient expectore une grande quantité de matières glaireuses mêlées de pus, ou bien il a une toux sèche et peu d'expectoration ; il souffre plus ou moins du dos et de la poitrine, et souvent pas du tout ; enfin il peut cracher du sang pur ou mêlé de pus. A ces symptômes se joint une fièvre habituelle avec des redoublements, des sueurs nocturnes et beaucoup d'amaigrissement. Chacune de ces variétés de la phthisie exige un traitement différent.

Je diviserai les causes de la phthisie, qui sont très-nombreuses, en prédisposantes et en occasionnelles.

Parmi les premières, dites prédisposantes, je rangerai l'hérédité et la présence d'un mauvais principe dans le sang. Je n'hésite pas à l'affirmer, le nombre toujours croissant des phthisiques est dû à l'emploi des méthodes répercussives préconisées plus que jamais dans le traitement des dartres et de quelques autres maladies. Les affections éruptives mal sorties ou rentrées : *rougeole, scarlatine*, *petite vérole*, jouent aussi un grand rôle dans cette affection.

Les causes occasionnelles de la *phthisie* sont celles qui déterminent un trouble dans l'état naturel et régulier des organes respiratoires. Que de maladies graves n'ont d'autre origine qu'un rhume négligé, qui toujours fatigue la poitrine, et attire vers cette région délicate de notre corps divers mauvais principes actuellement en circulation dans nos fluides.

Dans le monde, on a généralement l'habitude de considérer un rhume comme une affection sans importance, on n'y donne aucune attention, ou bien on se borne à l'usage de moyens insuffisants qui laissent le mal s'aggraver et passer à l'état chronique. Les personnes prudentes doivent appeler leur médecin aussitôt que la toux commence, c'est le moyen de s'en débarrasser en peu de jours. Cette sage précaution devient indispensable quand il s'agit d'enfants délicats, nés de père ou mère phthisique; car si l'on s'oppose chez eux à tout symptôme d'irritation bronchique, on les verra, malgré ce fâcheux antécédent, acquérir une santé florissante.

Que de vieillards et même de sujets encore jeunes sont atteints d'asthmes si pénibles pour avoir négligé, pendant plusieurs années, une toux qu'ils regardaient comme insignifiante, et cependant l'oppression, qui est le début de la maladie, aurait cédé très-promptement, s'ils avaient consulté un médecin habile, puisque l'*asthme*, même très-grave, est toujours atténué, et céde souvent complétement à un traitement bien dirigé.

Les excès de divers genres, qui sont de nature à affaiblir la constitution et à épuiser les forces vitales, ont une fâcheuse influence sur la maladie qui nous occupe. Il en est de même de l'abus du tabac, surtout dans un âge peu avancé. On voit maintenant des enfants de douze ans qui fument le cigare et même la pipe; aussi atteignent-ils rarement l'âge de 18 à 20 ans sans présenter les symptômes de la phthisie, on peut ranger l'abus du tabac à fumer parmi les causes qui nuisent le plus à l'accroissement de la population et à son beau développement.

Enfin, je dois signaler comme donnant lieu aux symptômes les plus graves, la présence et le ramollissement des tubercules qui se développent plus particulièrement dans la constitution lymphatique. On désigne sous le nom de tubercules de petites concrétions ou points durs, de la grosseur d'un grain de chènevis, qui existent en nombre variable dans divers points du poumon. Souvent ils restent longtemps à l'état de crudité et sans produire de grands désordres, puis, sous les diverses influences que j'ai citées plus haut, ils se ramollissent, se convertissent peu à peu en matière purulente qui attaque de plus en plus les poumons, et déterminent la fièvre lente, les sueurs et la diarrhée. La grande difficulté était de remédier aux suites fâcheuses de l'absorption du pus, et j'ai trouvé ce moyen.

Certains malades, à tous ces détails, reconnaissent les symptômes de leur mal, mais il ne faut pas qu'ils se désolent de ce que leur expectoration contient du pus, puisqu'ils ne peuvent guérir qu'en se débarrassant de celui qui existe dans leurs poumons. Souvent, parce qu'on n'en connaît pas le danger, on néglige d'expulser ce que la toux a fait sortir des organes de la respiration ; il faut s'en garder avec le plus grand soin, car le défaut d'expectoration empêcherait la guérison. Il arrive

souvent, pendant le traitement, qu'une amélioration très-prononcée, qui avait comblé de joie une
famille entière, est suivie, peu après, de mauvais
jours qui apportent un grand découragement au
patient, parce qu'il croit avoir rétrogradé; mais
il n'en est rien, car le point du poumon précé-
demment affecté est parfaitement guéri, et celui
qui le fait souffrir en ce moment guérira de même,
mes remèdes donnant au malade des forces suffi-
santes pour lutter contre cette seconde attaque,
et même contre d'autres, si le cas se présente.

Celui qui a assez de confiance en ses moyens
curatifs pour affirmer qu'il guérit la phthisie, a, par
cela seul, de grandes chances de succès, parce que
la démoralisation de ceux qui connaissent leur position vient encore aggraver leur mal. J'ai souvent
constaté la vérité de cette assertion, car dès que
j'entre chez un malade qui a entendu parler de
mes cures, sa figure s'illumine d'espoir, et, à la
première amélioration, tout découragement a dis-
paru, il ne doute plus de sa guérison.

Je ne m'étendrai pas sur le traitement ordinaire
des maladies de poitrine, dont l'impuissance n'est
que trop connue. Fatigués de mille moyens inu-

tiles et douloureux, certains malades se laissent conduire aux eaux, qui aggravent le plus souvent leur mal, et vont enfin terminer leur triste existence à Nice, ou dans quelque agréable cité dont on leur a vanté la température égale, comme si une affection aussi grave que la phthisie, toujours déterminée et entretenue par une cause interne, pouvait céder au seul air pur qu'on leur envoie chercher loin de leur pays. Il faut que ces personnes soient bien convaincues de ces deux vérités : c'est que fréquemment on ne les envoie aux eaux que pour sortir d'embarras, faute de moyens curatifs, et que, de plus, elles attachent elles-mêmes une idée de salut à l'égalité de la température qui n'est point indispensable à leur guérison, puisque souvent, même au cœur de l'hiver, je sauve dans Paris des phthisiques regardés comme incurables. Comme les tristes et invariables résultats de la pratique ordinaire jettent la consternation dans les familles, je regarde comme un devoir de les mettre au courant des progrès réels de notre science, qu'on accuse à tort d'être stationnaire.

Reprenez courage et confiance, vous qui vous décidez à réclamer mes soins ; vous n'aurez plus à supporter d'autres souffrances que celles qui sont inséparables de votre maladie, car jamais je n'emploie aucun moyen violent. J'ai pour principe invariable de soutenir les forces vitales; j'éloigne, par conséquent, tout ce qui tend à affaiblir, et j'évite, avec grand soin, la douleur, dont les atteintes sont si profondes sur le système nerveux. Les médicaments que je donne n'attaquent pas les organes sains; ce sont de véritables spécifiques dont l'action ne se porte que sur les organes malades, qu'ils modifient avec autant de douceur que de promptitude.

Le sang appauvri ayant besoin d'être revivifié, j'engage les malades à respirer, le plus possible, l'air pur, à ne pas se blottir dans un coin de cheminée, où ils n'absorbent qu'un air brûlant et desséché, essentiellement nuisible à leur état. Je ne tiens jamais à la diète ceux que je traite. Quand ils ont de l'appétit, je les mets à une nourriture douce et fortifiante. Je les engage à faire de l'exercice à pied, s'ils le peuvent, en voiture s'ils sont trop faibles pour marcher; persuadé que le manque de mouvement et l'air impur d'une chambre où un malade séjourne continuellement, ne peuvent que s'opposer à une prompte guérison.

A l'état chronique de la *phthisie* viennent souvent se joindre des symptômes aigüs ou inflammatoires, que l'on combat ordinairement par les émissions sanguines. L'homœopathie fournit des moyens sûrs, prompts et faciles, d'arrêter ces désordres sans affaiblir le patient dont les forces, déjà insuffisantes, sont si précieuses pour lutter contre la maladie.

Le moyen le plus rationnel de guérir un organe malade, est de le mettre au repos le plus possible. Les poumons, dont le jeu de soufflet doit se continuer sans interruption pour l'entretien de la vie, peuvent cependant éprouver un grand soulagement dans leur fatigue, si le malade a soin de ne pas marcher trop vite, de monter très-lentement les escaliers, et de souffler cinq ou six fois à chaque palier L'émission de la voix contribuant aussi beaucoup à la fatigue des organes respiratoires, je condamne au silence absolu ceux qui sont gravement affectés. Les personnes qui, par profession, sont dans l'impossibilité de se taire, ne parleront qu'à voix basse, et seulement quand ce sera indispensable.

Il n'y a pas d'effet sans cause; or, la *phthisie*, comme je l'ai dit, étant produite par une altération des fluides de l'économie, il faut, avant tout, reconnaître quel est le virus simple ou compliqué, cause première de la maladie, afin de lui opposer des remèdes spécifiques, seuls capables de détruire le principe du mal; sans cela on ne peut compter, sur la guérison.

De plus, quand l'empoisonnement du sang, déterminé par la résorption purulente, a donné lieu à ses symptômes caractéristiques : *fièvre lente, frissons, sueurs nocturnes, diarrhée collicative,* je m'occupe, avant tout, à neutraliser les effets du pus en circulation dans l'économie, car, sans cette précaution, les meilleurs remèdes homœopathiques ou autres demeurent absolument sans effet. Ce sont ces précieux moyens désinfectants qui me donnent tant de facilité pour guérir promptement : *les fièvres typhoïdes, les angines couenneuses, la péritonite puerpérale, les suites de brûlures graves* et *de grandes opérations chirurgicales,* enfin, *la gangrène même,* affections qui, toutes, déterminent la mort par empoisonnement du sang.

J'entends, par remèdes spécifiques, plus de 300 *médicaments homœopathiques* dont les propriétés réelles et constantes sont parfaitement connues, et ont une action directe sur l'organe malade, qui seul est attaqué par celle de ces substances simples que nous employons, tandis que tout l'organisme est ébranlé par les remèdes ordinaires, qui n'agissent souvent qu'indirectement sur l'organe affecté.

De cette connaissance intime des médicaments spécifiques naissent la sécurité et la certitude du traitement dans les affections aiguës les plus graves ; et, pour ne pas faire de digression, je ne parlerai que d'une autre maladie des organes respiratoires. Je citerai, comme rentrant dans notre sujet, la *coqueluche*, à l'occasion de laquelle je suis souvent consulté pour de malheureux enfants épuisés, depuis plusieurs mois, par ces quintes suffocantes qui les réduisent au désespoir. Chez les sujets délicats, la *phthisie* se développe quelquefois après cette fatigue extrême des poumons, et la mort moissonne, avant le temps, ces jeunes victimes, que l'homœopathie aurait guéries en quelques jours au début de la maladie.

On peut éviter très-souvent la phthisie, en attaquant par un traitement convenable les premiers symptômes d'irritations qui se manifestent dans les voies aériennes. Le larynx et les bronches méritent une égale attention.

Tout individu affecté d'un vice du sang, soit héréditaire, soit acquis, doit se tenir doublement sur ses gardes, parce que l'expérience prouve que dans ces conditions, des symptômes, même peu graves en apparence, ont une grande tendance à passer à l'état chronique.

Les enfants scrofuleux, et ceux qui sont nés de parents phthisiques, ne doivent jamais être négligés ; je dirai même que la prudence voudrait que, pendant leurs premières années, ils fussent placés sous la surveillance habituelle d'un médecin capable de remédier aux premiers symptômes du mal.

Je parviens à traiter les malades par correspondance, quand je les ai vus au moins une fois. Dans cette première visite, je constate avec soin leur état actuel, et je prends des notes sur tout ce qui peut m'éclairer et me guider, depuis leur naissance jusqu'au moment où je les entreprends.

J'espère que cet opuscule, plein de conviction, ne laissera plus aucun doute dans l'esprit de nos lecteurs. Mon but était de donner des éclaircissements utiles sur une affection dont le traitement laissait tant à désirer jusqu'à ce jour, et d'offrir à ceux qui en sont atteints un espoir de guérison fondé sur de longues années d'un travail assidu et d'une pratique heureuse. Rendons tous grâce à la Providence d'avoir inspiré le génie d'Hahnemann, qui nous a tracé le droit chemin, et a remis en nos mains des remèdes assurés pour presque tous les maux qui affligent notre pauvre humanité.

N. B. Malgré les bruits malveillants qui tentent à me faire passer pour inabordable, excepté pour les millionnaires, je sais toujours me mettre à la portée de ceux qui ont besoin de mes soins.

Les gens du monde feront bien de se tenir en garde contre certains envahisseurs qui, pour se faire une clientèle, se disent plus accommodants quant au régime à suivre pendant le traitement homœopathique; ils se vantent d'être dans le progrès, tandis que les doses beaucoup trop fortes qu'ils emploient, font le plus grand tort à l'homœopathie.

RENSEIGNEMENTS IMPORTANTS

Les gens du monde ayant des idées erronées sur l'incurabilité d'un grand nombre de maladies, je dois leur faire savoir (car ils ne peuvent le deviner) que je possède de puissants moyens de guérison ou de soulagement pour tous les maux qui se montrent rebelles à l'art de guérir. Il serait trop long et superflu d'entreprendre ici leur énumération complète, je me bornerai aux affections les plus graves.

Le *choléra*, qui a fait tant de victimes, et dont le nom seul fait encore frémir les populations qui ont été décimées par ce fléau, est pour moi très-facile à guérir. J'en ai publié le traitement en 1854, il est si simple et si sûr que tous les gens du monde qui l'ont employé, guérissaient eux-mêmes tous les cholériques pendant cette épidémie.

J'ai fait aussi connaître le traitement *de la pustule maligne, du charbon, de la gangrène même avancée, de l'empoisonnement du sang par la résorption purulente* à la suite de brûlures graves, de grandes opérations chirurgicales, et les moyens que je recommande sont les seuls qui peuvent guérir.

Que de jeunes femmes, pendant leurs couches, succombent journellement à la *péritonite puerpérale*. L'Académie de médecine a déclaré que cette maladie était au-dessus des ressources de l'art médical. J'ai écrit, il y a *trente ans,* que je guérissais cette affection *avec certitude* à son début, et souvent même dans un degré très-avancé. Les accoucheurs le savent et n'en disent rien, malgré la conviction de leur impuissance ; aussi l'inexorable mort frappe-t-elle inévitablement toutes celles qui en sont atteintes.

Le *croup* et l'*angine couenneuse* cèdent facilement, à leur début, à un traitement convenable, mais il ne faut pas leur laisser le temps de s'aggraver.

Les affections du cuir chevelu, gourme, teigne, si rebelles à tous les traitements, cèdent merveilleusement à mes remèdes.

Les maladies particulières aux femmes sont toutes de mon ressort, et les moyens que j'emploie pour les guérir ne sont ni douloureux, ni désagréables ; de plus, je m'oppose toujours à l'extirpation des glandes par le bistouri ou le caustique. On représente ces opérations comme insignifiantes, tandis qu'elles ont souvent des suites fort graves.

On évitera un grand nombre d'*opérations de chirurgie* complètement inutiles, si l'on me consulte avant de s'y soumettre.

Presque toutes les *maladies des yeux* cèdent merveilleusement à mes moyens (homœopathiques ou autres). J'ai guéri plusieurs *amauroses*, des *fistules lacrymales*, même chez des vieillards, des *taies*, des *ulcérations :* quatre ou cinq jours me suffisent pour triompher d'une *opthalmie purulente*, à laquelle on oppose toujours les cautérisations, pratique essentiellement dangereuse.

Les maladies articulaires, tuméfaction, engorgement, hydropisie et même l'*ankilose*, sont de ma compétence, ainsi que la *carie des os* et *leur ramollissement*. L'entorse se guérit en 48 heures.

Je réduis sans opération la *hernie étranglée* depuis peu de temps.

J'obtiens les plus beaux résultats dans le traitement des *brûlures graves*, dont je taris promptement la suppuration ; rarement elles laissent à leur suite des cicatrices difformes. Il en est de même de *toute espèce de plaies*, des *vieux ulcères rebelles, scrofuleux, scorbutiques, variqueux* et autres.... toujours mon traitement varie suivant la nature du mal.

Celui qui est punais, c'est-à-dire qui porte une ulcération des fosses nasales connue sous le nom d'ozène, est dans le monde l'objet de la plus irrésistible répulsion ; je parviens à guérir assez promptement ce mal rebelle à presque tous les traitements.

Il est une affection qui fait le désespoir des familles, c'est l'incontinence d'urine nocturne se prolongeant jusque dans l'adolescence. J'ai eu à traiter cette maladie chez des sujets en âge de se marier, et jamais elle ne m'a longtemps résisté.

A chaque instant les malades qui souffrent de *névralgies*, de *rhumatismes*, de *goutte*, s'entendent dire par leur médecin : *Il n'y a rien à faire, il faut vivre avec votre ennemi ;* ou bien : *Allez aux eaux...* Qu'ils se gardent bien d'ajouter foi à ces arrêts de l'ignorance, car les praticiens habiles et consciencieux, qui ne repoussent aucun moyen de guérison, et ne se traînent point dans l'ornière de la routine, guériront le plus souvent ces affections rebelles, et parviendront toujours à soulager.

Je ne dirai rien ici des *maladies aiguës* ou récentes, parce qu'elles sont si faciles à guérir par l'homœopathie, qu'elles n'exigent même pas une grande habileté de la part de ceux qui les traitent. Toujours les malades se rétablissent sans la moindre convalescence, et ils passent si rapidement d'une souffrance intense à la santé, qu'ils ont peine à croire, ainsi que ceux qui les entourent, au danger réel auquel ils viennent d'être arrachés.

TYP. SERINGE FRÈRES, PLACE DU CAIRE, 2.